DE

LA RAGE

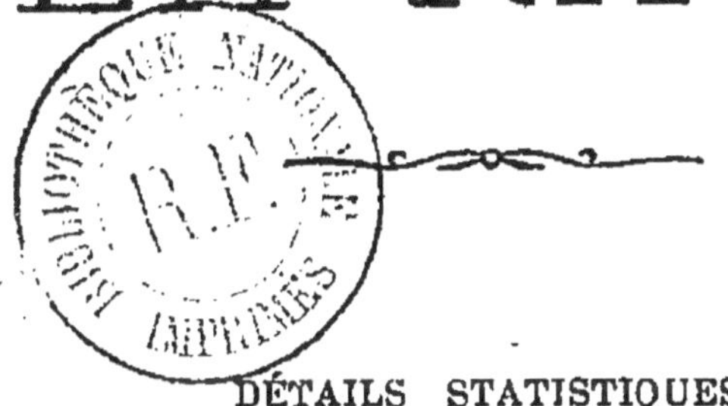

DÉTAILS STATISTIQUES,

GÉOGRAPHIQUES ET HISTORIQUES,

AVEC L'INDICATION DE DIVERS REMÈDES ET D'UN

MOYEN PRÉVENTIF QUE SON AUTEUR

DONNE COMME INFAILLIBLE.

AVIGNON

IMPRIMERIE ADMINISTRATIVE GROS FRÈRES

rue St Dominique, 18.

DE LA RAGE

Détails statistiques, géographiques et historiques, avec l'indication de divers remèdes et d'un moyen préventif que son auteur donne comme infaillible.

L'homme, à l'aide de son expérience, pourvoit à ses besoins et prévient ou guérit les maux qui l'assaillent de toutes parts. Parmi les dangers qui le menacent, il en est un terrible que les caresses d'un chien, son fidèle compagnon, lui font courir sans éveiller sa méfiance. Nous voulons parler de la Rage, ce mal horrible et mystérieux dont les recherches des savants n'ont pu déterminer la cause, ni combattre les effets par des remèdes efficaces et irrécusables.

Un honnête et honorable artisan, frappé de la facilité avec laquelle ce mal peut se communiquer, a réalisé l'excellente idée de faire connaître à tous le remède qu'il croit le plus sûr pour le prévenir. Nous avons ajouté à cet exposé les signes précurseurs de la maladie, diverses méthodes curatives et quelques notions statistiques et historiques : le tout extrait d'œuvres scientifiques dignes de la plus grande confiance.

Un docteur des plus accrédités, a consigné dans le *Journal des Savants* (février 1873), le résultat de ses recherches sur la maladie dont il s'agit. En voici le résumé :

Renseignements géographiques et statistiques

La Rage n'est pas connue dans toutes les contrées du globe. Jusqu'à présent ce mal n'a pas été observé en Australie, à la Nouvelle-Zélande, dans la Terre de Van Diémen, aux Açores ni à Sainte-Hélène. Le Pérou en a été préservé jusqu'en 1803. Alors la Rage y fit son apparition sous l'influence de chaleurs extraordinaires qui produisirent chez tous les quadrupèdes une sorte de frénésie. Plusieurs hommes, sans avoir été mordus, présentèrent les signes de l'hydrophobie. La Rage a été constatée au Mexique et en Amérique. Elle existe sur tous les continents de l'Asie. Dans les Indes, elle affecte les chacals, les loups et les chiens. Dans le Sud, l'Est et l'Ouest de l'Afrique la Rage est rare. Il n'en est pas de même dans le Nord de cette région. Larrey et Volney croyaient que la Rage n'existait pas en Egypte. Depuis leur séjour dans ce pays, elle y a été constatée. Elle était rare en Algérie avant la conquête ; aujourd'hui elle y est commune, surtout dans les centres européens. Elle existe en Suède, Danemark, Norwége, Russie et Laponie. On la dit inconnue au Groënland et dans le Kamschatka. En Europe, elle est plus fréquente et plus commune en France, en Allemagne, dans la Haute-Italie et en Hollande, qu'ailleurs. Elle est rare en Portugal. Elle se manifeste en Espagne, de temps à autre, par de graves explosions.

En France, chaque année, il ne meurt pas 100 personnes de la Rage.

Détails physiologiques et symptômatiques

La Rage est contagieuse, c'est-à-dire qu'elle se communique par le contact d'un sujet à un autre. Elle s'engendre d'elle-même et se propage par l'inoculation. Le principe contagieux est surtout dans la salive. Toutefois on est parvenu à l'inoculer par du sang chaud, par des viandes crues provenant d'animaux enragés et données en pâture à des chiens. Cependant, M. Decroix, vétérinaire militaire, a avalé un morceau de chien enragé, imbibé de salive rabique : il est sorti sain et sauf de cette épreuve qu'il serait imprudent de vouloir renouveler.

La maladie peut ne pas se déclarer même lorsque toutes les conditions semblent réalisées afin qu'une inoculation rabique soit assez complète pour produire tous ses effets.

Lorsque le chien, encore affectueux, commence à être malade, ses lèchements sont dangereux; sa bave est virulente.

Un berger est mort de la Rage quinze jours après avoir été mordu par un de ses moutons. Chez d'autres personnes, le mal s'est déclaré plusieurs mois après l'accident.

Symptômes chez les malades du Pérou en 1803. — Quarante-deux personnes moururent à Ica du 12ᵉ au 90ᵉ jours après l'accident. Elles éprouvaient des convulsions, une grande oppression de poitrine ; elles étaient sujettes à des soupirs ; elles avaient de la tristesse, une respiration laborieuse ; elles ressentaient de l'horreur pour les liquides et les objets brillants ; elles entraient en fureur ; le tout accompagné de vomissements de matières bilieuses et de prières à leurs assistants de s'éloigner, parce que les malades éprouvaient le besoin de les mordre et de les mettre en pièces. Pas un ne survécût au-delà de cinq jours après le premier accès.

Symptômes chez un chien. — Lèvre supérieure contractée ; salive abondante s'écoulant de la gueule en longue traînée : dos arqué, tête penchée à terre, mouvement continuel de déglutition. L'animal semblait vouloir se coucher ; vue obscurcie, car il se heurtait contre les objets qu'il rencontrait ; ouïe affaiblie. Cependant le cri d'un oiseau ou le bruissement des feuilles lui donnait des convulsions, des accès de terreur.

Un article de la *Patrie* reproduit par le *Petit Marseillais*, dit qu'il faut se méfier d'un chien malade, triste, taciturne, qui recherche les ténèbres, fuit la lumière et se cache sous les meubles ou dans les coins obscurs. S'il est enragé, il ne tarde pas à s'agiter, à disperser sa paille ou à déchirer le coussin sur lequel il repose ; il va et vient, flaire le bas des portes et donne sans motif tous les signes de la plus grande inquiétude. Il gratte la terre ou les tapis avec une vivacité et une persistance insolites. Il mord l'air comme s'il poursuivait une mouche. Il lèche les mains et la figure de ses maîtres avec insistance. Ces caresses communiquent le mal. La voix du chien enragé est voilée, plus rauque et moins aigüe qu'à l'ordinaire. Il ne ferme pas la gueule à chaque jappement. Son aboiement est suivi de cinq ou six ululations de plus en plus basses et sourdes. C'est une sorte de hurlement désespéré. La voix d'un autre chien produit sur le chien enragé une telle excitation, de tels mouvements de fureur qu'il n'est plus possible de se méprendre sur le mal dont il est atteint.

Médication préventive et curative.

Celse, écrivain du 1er siècle, recommande pour neutraliser le venin soit l'extirpation, soit la cautérisation avec le feu ou les caustiques, soit, avec les lèvres, la succion directe toujours faite impunément par ceux qui n'ont dans la bouche aucune excoriation. Ces prescriptions préventives n'ont pas été dépassées par la science depuis 1800 ans.

Quand la maladie est déclarée, Celse préconise comme moyen unique de salut de jeter inopinément les malades dans un réservoir d'eau froide, et, s'ils ne savent pas nager, de les ramener de de temps en temps à la surface afin, dit-il, de les faire boire malgré eux et de les délivrer à la fois des tourments de la soif et de la terreur de l'eau. Ce traitement est tombé en désuétude, ce qui pour le savant, M. Boulay, est un témoignage de son inefficacité.

La prescription de faire manger aux malades la tête ou le foie cru du chien qui a mordu ou de faire avaler sa salive visqueuse raclée sous la langue et incorporée à une pilule, n'a d'autre effet que d'activer le mal et de le porter à son maximum d'intensité. Il faut donc bien se garder de mettre ce procédé en usage.

Le pélerinage à la chapelle de Saint-Hubert, dans les Ardennes, est un moyen curatif auquel le vulgaire a recours, mais dont le résultat médical a été contesté par des autorités ecclésiastiques fort honorables.

En Abyssinie, les habitants préviennent la

rage par l'emploi de la racine d'une cucurbitacée ayant des propriétés éméto-cathartiques. Un savant, M. Rochet d'Héricourt, qui a voyagé dans cette contrée, témoigne de la vertu de cette racine. Il la vit administrer en poudre à un soldat et à trois chiens : l'homme et les animaux guérirent. Un chien non traité mourut. Il est infiniment regrettable que M. d'Héricourt n'ait pas songé à doter son pays d'une plante aussi précieuse, dont il ne paraît même pas avoir donné une description bien détaillée.

M. Barbara, dans le *Moniteur du Soir* du 15 août 1866, numéro 104, a préconisé l'emploi de la grande scrofulaire (*Scrofularia nodosa*). Elle croît dans les lieux humides, le long des cours d'eau, à l'ombre des aunes. Elle a une saveur amère, âcre et une odeur fétide. Son analyse a donné beaucoup de sel ammoniac et de l'huile. Il faut la cueillir au mois d'août et la faire sécher à l'ombre. Les feuilles et la racine bien nettoyée sont réduites en poudre. On l'administre au malade sur des tranches de pain beurrées et saupoudrées de scrofulaire ainsi pulvérisée. Le nombre de ces tartines est de trois par jour pendant 14 jours. Pendant le même laps de temps, le malade boira trois verres de l'infusion des feuilles de ladite scrofulaire. Au terme du traitement, c'est-à-dire du treizième au quatorzième jour, il faudra examiner le dessous de langue, et dans le cas où on y découvrirait de petites cloches, les brûler avec la pierre infernale et rincer la bouche avec de l'eau salée.

Une autre recette préventive d'un auteur inconnu consiste à laver la plaie avec du vinaigre chaud et de l'eau tiède ; de la laisser sécher et d'y verser quelques gouttes d'acide hydrochlorique.

Le promoteur de ce petit travail nous a dit avoir lu, il y a plus de quarante ans, dans un livre du temps passé, et dont il a oublié le titre, que, vers l'an 960, les habitants de Lyon eurent la visite d'un ours furieux qui se jeta sur les passants et en mordit vingt-deux. Après avoir inutilement essayé de lutter contre cette bête féroce et pour échapper à sa poursuite, dix-sept de ses personnes mordues traversèrent la Saône à la nage ; les cinq autres se réfugièrent dans des habitations voisines. A la suite de cet événement, il fut constaté que les dix-sept personnes qui s'étaient mises à l'eau guérirent de leurs blessures; tandis que les cinq autres qui n'avaient pas éprouvé le contact de l'eau, périrent avec tous les symptômes de la rage.

Avec la confiance et la simplicité judicieuse d'un esprit droit, notre artisan conclut de ces faits qu'aussitôt qu'on est mordu par un chien, il faut, en lavant la plaie avec de l'eau fraîche, faire dégorger le sang qui en découle. Il est fermement convaincu que ce moyen si simple et si facile est infaillible pour prévenir l'invasion de la maladie.

Si on lavait le bras des enfants que l'on vient de vacciner, le vaccin serait entraîné et ne produirait pas son effet. En considérant le venin de la rage comme une espèce de vaccin, on comprend facilement que le lavage immédiat à grande eau doit débarrasser la plaie de ce venin et du sang caillé qui pourrait en être infecté ; par suite l'incubation de la rage ne peut avoir lieu.

Nous espérons que l'instruction abrégée que nous offrons au public le prémunira contre un mal redoutable, lequel jusqu'à présent a été réputé comme inguérissable.

AVIGNON. — IMP. GROS FRÈRES.